Fortschritte der Heilkunde und Seuchenbekämpfung

Rede

gehalten bei der Feier des Gedächtnisses
an den Stifter der Rheinischen Friedrich-Wilhelms-Universität
König Friedrich Wilhelm III.
am 3. August 1917

von

Dr. Hans Leo

o. ö. Professor und Direktor des pharmakologischen Instituts
der Universität Bonn, Geheimer Medizinalrat

BONN 1917

A. Marcus & E. Webers Verlag (Dr. jur. Albert Ahn)

Fortschritte der Heilkunde und Seuchenbekämpfung

Rede

gehalten bei der Feier des Gedächtnisses
an den Stifter der Rheinischen Friedrich-Wilhelms-Universität
König Friedrich Wilhelm III.
am 3. August 1917

von

Dr. Hans Leo

o. ö. Professor und Direktor des pharmakologischen Instituts
der Universität Bonn, Geheimer Medizinalrat

BONN 1917

A. Marcus & E. Webers Verlag (Dr. jur. Albert Ahn)

Druck: Otto Wigand'sche Buchdruckerei G. m. b. H., Leipzig.

Hochansehnliche Versammlung!

Drei volle Jahre sind verflossen, seitdem kurz nach Beginn des uns aufgedrungenen Krieges die Universität sich wie heute an dieser Stelle zur althergebrachten Gedächtnisfeier für ihren Stifter versammelte und im Anschluß an die erhebenden Worte des Professors der Eloquenz und des Rektors ihre Treue zu Kaiser und Reich und ihre Siegeszuversicht zum Ausdruck brachte.

Fürwahr, eine lange Zeit, eine Zeit voll Sorgen und voll Schmerzen, aber auch reich an erhebenden Momenten, vor allem reich durch die Betätigung der gewaltigen Kraft unseres Volkes im Felde und in der Heimat.

Daß wir bis heute ruhmreich einer Welt von Feinden standgehalten haben und daß wir auf ein weiteres Durchhalten bis zu einem guten Ende vertrauen dürfen, das verdanken wir neben vielem anderen besonders auch dem Umstand, daß man, wenigstens bisher, bemüht war, alles Können und alles Wissen im weiten Deutschen Reich auf den einen Brennpunkt zu vereinigen: das Ganze und alle Teile zu stählen und widerstandsfähig zu erhalten.

Die große Bedeutung, welche hierbei den Errungenschaften wissenschaftlicher Arbeit zukommt, ist allgemein erkannt worden, wenn sie auch für manche Disziplinen nicht direkt in

1*

praktischen Werten zutage tritt. Daß letzteres für die Medizin in hohem Maße der Fall ist, wird niemand bestreiten wollen.

In zielbewußter Weise hat die Medizinische Abteilung des Kriegsministeriums bereits im Frieden alles dafür vorbereitet, damit im Falle eines Krieges unverzüglich die für die Gesundheit des Heeres erforderlichen Maßnahmen getroffen werden können. Alles, was durch langjährige wissenschaftliche Arbeit im Laboratorium und in der Klinik zutage gefördert worden ist, ist in den Dienst unseres Heeres gestellt worden und wird von den Ärzten, deren Zahl nach einer Mitteilung[1]) des Feldsanitätschefs am 1. Mai 1916 27 000 betrug, zum Wohle unserer wackeren Feldgrauen verwertet.

Als Mediziner befinde ich mich daher in der Lage, zum Thema meiner heutigen Rede einen Gegenstand wählen zu können, welcher nicht nur (wie es der Sitte entspricht) meiner Wissenschaft entstammt, sondern auch in naher Beziehung zu den Ereignissen des Tages steht, die jetzt unser aller Denken ununterbrochen erfüllen.

Das von mir gewählte Thema lautet: „Fortschritte der Heilkunde und Seuchenbekämpfung". Und zwar werde ich mich auf die Besprechung chemisch wirksamer Heilmittel beschränken, ohne damit den Wert der sonstigen bewährten Heilfaktoren irgendwie herabsetzen zu wollen.

Fürst Bismarck[2]) sagt im 2. Band seiner „Gedanken und Erinnerungen", daß die erschreckenden Zahlen über das

---

[1]) Verhandlungen des Deutschen Kongresses für innere Medizin in Warschau 1916. S. 6. Verlag von J. F. Bergmann. Wiesbaden.

[2]) Gedanken und Erinnerungen von Otto Fürst von Bismarck. Verlag von Cotta. Stuttgart 1898. II. Bd. S. 35 u. 44.

Umsichgreifen der Cholera im Sommer 1866 hauptsächlich seinen Entschluß befestigten, unter dem Druck der französischen Intervention die Friedensverhandlungen zu beschleunigen. Und im Anschluß daran bemerkt er: „Mir schwebte als warnendes Beispiel unser Feldzug von 1792 in der Champagne vor, wo wir nicht durch die Franzosen, sondern durch die Ruhr zum Rückzug gezwungen wurden."

Diese Worte aus dem Munde Bismarcks beleuchten in eindringlicher Weise die große Bedeutung, welche der Seuchenbekämpfung für die Erhaltung der Schlagfertigkeit des Heeres zukommt. Damit stimmt überein, daß die Infektionskrankheiten es vorwiegend bewirkt haben, daß in allen früheren Kriegen bis 1870/71 stets mehr Soldaten an inneren Krankheiten als an Verwundungen gestorben sind.

Daß seitdem und zumal im gegenwärtgen Kriege hierin eine Veränderung eingetreten ist, die auch zu einer relativen Abnahme der Infektionskrankheiten im Verhältnis zu den übrigen Krankheiten geführt hat, dürfte mehrere Ursachen haben.

Erstens die kolossale Zunahme der Verwundungen im Vergleich zu früheren Kriegen infolge der unerhörten Steigerung der Massenhaftigkeit und Wirkungsweise der Waffen.

Ferner sind infolge der furchtbaren Vervollkommnung der Kampf- und Zerstörungsmittel die Anforderungen, welche in diesem Kriege zumal im Hinblick auf seine lange Dauer an die Leistungsfähigkeit von Körper und Psyche unserer Krieger an der Front gestellt werden, so enorm und haben zum Teil einen so anderen Charakter wie in früheren Kriegen, daß sehr viel zahlreichere und zum Teil auch neuartige nicht infektiöse Erkrankungen innerer Körperorgane die notwendige Folge sein mußten.

Ich weise in der Beziehung hin auf die Kampfgaserkrankungen, welche besonders die Lungen betreffen, auf das gehäufte Auftreten akuter Nierenentzündungen, auf die geradezu überwältigend massenhaften Fälle von prognostisch allerdings meist günstig zu beurteilenden Störungen der Herztätigkeit und auf die zahlreichen schweren Funktionsstörungen des Nervensystems, die infolge der glänzenden Heilerfolge der Nervenärzte ihre anfänglichen Schrecken glücklicherweise verloren haben.

Vor allem aber rührt die Verschiebung des erwähnten Verhältnisses her von einer direkten Abnahme der Infektionskrankheiten selbst, hervorgerufen durch die Verbesserung der hygienischen Schutzmaßnahmen. Diese Schutzmaßnahmen gehören zwar nur indirekt zu meinem Thema, sie bilden aber zweifellos die wichtigste Waffe zur Bekämpfung der Seuchen, so daß ich auch hier nicht an ihnen vorübergehen kann. Sie beruhen auf den großartigen Errungenschaften der hygienischen Forscherarbeit im Laufe der letzten 4 Dezennien.

Mit Stolz dürfen wir sagen, daß es in erster Linie deutsche Forscherarbeit gewesen ist, die hierzu geführt hat. Deutsche Forscherarbeit, welche immerdar mit dem Namen Robert Koch untrennbar verbunden sein wird. Nicht nur hat er durch Schaffung neuer Methoden überhaupt erst das Fundament gelegt zur bakteriologischen Wissenschaft und selbst wichtigste Infektionskrankheiten, wie Milzbrand, Tuberkulose und Cholera durch genaues Studium resp. durch Entdeckung ihrer Erreger in ihrem Wesen ergründet und neue zu ihrer Heilung führende Wege aufgedeckt, sondern er hat auch — neben vielem anderen — die Grundsätze für die zu treffenden Maßnahmen zur Verhütung der Seuchen geschaffen durch Ergründung der Art und Weise ihrer direkten oder durch Zwischenträger vermittelten Übertragung.

Hierauf beruhen die bekannten hygienischen Maßnahmen: Latrinenhygiene, Verbot des Trinkens ungekochten Wassers, Ausschaltung der sogenannten Bazillenträger, Vertilgung der tierischen Krankheitsüberträger usw.

Von welch großer praktischer Bedeutung die Befolgung der von R. Koch begründeten hygienischen Forschungsmethoden auch noch nach dem Tode des Meisters ist, das beweist in glänzender Weise die Erforschung der Epidemiologie des Fleckfiebers.

Durch den während des Balkankrieges gelieferten Nachweis, daß eine Übertragung des Fleckfiebers von Mensch zu Mensch nicht stattfindet, sondern daß sie lediglich durch Vermittlung der als Zwischenwirt dienenden Kleiderlaus erfolgt, war der Weg zur prophylaktischen Bekämpfung dieser Krankheit gegeben. Und tatsächlich ist es durch die infolgedessen durchgeführten Maßnahmen, insbesondere durch die mit vielen Millionen geschaffenen zahlreichen „Sanierungsanstalten". gelungen, die unheimliche Seuche, der man früher machtlos gegenüberstand und die noch im ersten Kriegsjahr entsetzliche Verheerungen in Serbien und in Rußland anrichtete, auf ihren Herd zu beschränken, so daß größere Epidemien der Krankheit nicht mehr vorgekommen und auch nicht mehr zu befürchten sind.

Die genannten Maßnahmen wirken alle extra corpus. Ihre Schutzwirkung beruht darin, daß sie die krankmachenden Mikroben fernhalten und dadurch ihr Eintreten in den menschlichen Organismus verhüten.

Naturgemäß versagen sie häufig. Zu ihrer Ergänzung dienen die Schutzimpfungen, welche den menschlichen Organismus von der krankmachenden Wirkung der in ihn eindringenden resp. schon eingedrungenen Mikroben schützen sollen.

Die überaus segensreiche Wirkung der ältesten Schutzimpfung, nämlich der seit 1874 im Deutschen Reiche obligatorischen Kuhpockenimpfung als Schutzmittel gegenüber den Blattern, ist auch in diesem Kriege wieder unzählige Male deutlich zu erkennen gewesen, besonders in Rußland und den Balkanstaaten. Sehr frappant ist die folgende Zusammenstellung[1]: Es betrug während des ersten Kriegsjahres die Gesamtzahl der Pockenerkrankungen im Deutschen Reiche nur 140, dagegen in Österreich, wo noch immer kein Impfzwang besteht, während desselben Zeitraums 9111.

Im Gegensatz zu der von Jenner 1798 rein empirisch gefundenen Pockenschutzimpfung beruhen die Schutzimpfungen gegen Pest, Typhus, Cholera, Ruhr und andere Infektionskrankheiten auf systematischer wissenschaftlicher Arbeit. Ich bemerke hier nur, daß die in der deutschen Armee eingeführten Impfstoffe gegen Typhus und Cholera nach der Vorschrift von R. Pfeiffer und Kolle aus abgetöteten Bakterienkulturen bestehen und eine sogenannte aktive Immunisierung (s. u.) der Geimpften hervorrufen. Einen völlig sicheren Schutz gegen die Ansteckung gewähren diese Impfungen nicht, es ist aber durch ausgedehnte statistische Erhebungen mit Sicherheit festgestellt, daß die Krankheiten bei den Geimpften im allgemeinen erheblich seltener und leichter auftreten, so daß ihre epidemische Ausbreitung eingeschränkt und sogar verhindert werden kann[2]. Ich bin selbst im Januar 1916 Zeuge davon gewesen, daß eine Choleraendemie, welche im russischen Besetzungsgebiet in einem Lager von 3000 abgeschobenen

---

[1]) Breger, Kriegsseuchen sonst und jetzt. Deutsche Revue 1916. 1. Bd. S. 334.

[2]) Vgl. die beweisenden Referate von Hoffmann (Cholera) und von Hünermann (Typhus), Verhandlungen des Deutschen Kongresses für innere Medizin in Warschau 1916. Verlag von J. F. Bergmann. Wiesbaden. S. 17 u. S. 207.

russischen Zivilisten in heftiger Weise ausgebrochen war, bei höchst mangelhaften hygienischen Verhältnissen, durch die allgemein durchgeführte Schutzimpfung vollständig kupiert wurde, so daß im ganzen nur 80 Personen an Cholera erkrankten und von der deutschen Bewachungsmannschaft überhaupt niemand erkrankte.

Die große Bedeutung der geschilderten Schutzmaßnahmen erhellt aus einer kürzlich vom Kriegsministerium gemachten Mitteilung, wonach die ansteckenden Krankheiten im deutschen Heere immer mehr abgenommen haben und große ausgedehnte Epidemien — abgesehen von der ersten Zeit — so gut wie nicht vorgekommen sind.

Was diese paar Worte bedeuten, das wird so recht klar, wenn man die lange Dauer des jetzigen Krieges bedenkt und die schlimmen sanitären Verhältnisse, besonders auf dem östlichen Kriegsschauplatze. Sollen doch im ersten Kriegsjahr allein in der serbischen Stadt Nisch von der serbischen Militär- und Zivilbevölkerung 80—90 000 Menschen an Fleckfieber sowie an Cholera und Ruhr gestorben sein. Die regste Phantasie kann nicht entsetzlichere Bilder ausdenken, als sie dort vorgekommen sind, und die Beschreibung eines aus serbischer Gefangenschaft befreiten österreichischen Offiziers [1]) über die damals in Serbien herrschenden Zustände erinnern in ihrer Schrecklichkeit an Dantes Hölle. Die deutsche Heeresleitung aber erstattete am 29. November 1915, nachdem die deutschen Truppen in 2 Monaten ganz Serbien durchquert hatten, folgenden knappen Bericht: „Unter Krankheiten hat die Truppe überhaupt nicht zu leiden gehabt."

---

[1]) Vgl. Breger l. c. S. 332.

Damit ist gesagt, daß die deutschen Truppen sich monatelang im schlimmsten Seuchenherd aufgehalten haben, ohne davon in nennenswerter Weise betroffen worden zu sein. Es liegt darin ein glänzender Beweis für die Wirksamkeit der im deutschen Heere angeordneten Schutzmaßnahmen, und man geht sicher nicht fehl, wenn man die Zahl der im jetzigen Kriege hierdurch überhaupt am Leben erhaltenen Soldaten nach vielen Hunderttausenden, ja nach Millionen berechnet.

Trotzdem die soeben in ihren Grundzügen skizzierte Prophylaxe zweifellos das wichtigste Mittel zur Bekämpfung der Infektionskrankheiten bildet, ist sie doch leider nicht unfehlbar, und die Zahl derer, die von den Seuchen betroffen werden, immer noch sehr groß.

Die Notwendigkeit einer auch kurativen Therapie dieser Krankheiten besteht daher auch heute in unverändertem Maße fort.

Die Zeiten liegen noch nicht weit zurück, in denen nicht nur von der großen Masse, sondern auch von zahlreichen Vertretern der medizinischen Wissenschaft bezweifelt wurde, ob es überhaupt möglich sei, durch ärztliche Maßnahmen, speziell durch Medikamente, den Verlauf innerer Krankheiten wesentlich zu beeinflussen, d. h. die Ursache eines inneren Leidens, die causa morbi, zu treffen und dadurch, also durch eine wirklich kausale Therapie, seine Heilung herbeizuführen.

Die Hauptaufgabe des Arztes sei: Schädlichkeiten vom Patienten fernzuhalten, damit der natürliche Heilungsprozeß nicht gestört werde. „Exspektativ behandeln", „nil nocere", „qui bene purgat bene curat", das waren einige beliebte Schlagwörter dieser Periode. Ja, man bestritt vielfach den Ärzten überhaupt das Recht, von einer Wissenschaft der Heilkunde zu sprechen, die höchstens den Namen „Heilkunst" verdiene.

Diese nihilistische Strömung, welche noch bis in die achtziger Jahre des vorigen Jahrhunderts hineinreichte, wird heutzutage manchem schwer verständlich erscheinen im Hinblick auf die großen Errungenschaften, welche die Heilkunde zur Zeit aufzuweisen hat. Auch im Hinblick darauf, daß man damals bereits seit langer Zeit die eingreifende heilende Wirkung mancher Medikamente, wie des Chinins bei Malaria und des Quecksilbers bei Syphilis, kannte.

Doch die heilende Wirkung dieser und anderer Mittel, z. B. der Salizylsäure bei akutem Gelenkrheumatismus, war nicht durch wissenschaftliche Forschung zutage gefördert worden. Es handelte sich bei ihnen um sogenannte Volksmittel, deren Heilwirkung durch grobe Empirie gefunden war und die man dann erst später durch eingehendes Studium im Laboratorium und in der Klinik zu analysieren suchte. In der Regel wurden derartige Untersuchungen, auch die anderer neuer Arzneimittel, nur an normalen Tieren (gelegentlich auch an gesunden Menschen) vorgenommen. Dadurch wurden viele theoretisch interessante und zum Teil auch praktisch verwertbare Resultate zutage gefördert.

Diese Art der Untersuchung ist auch heute noch stets als erste Etappe notwendig, wenn die Wirkung eines neuen Mittels klargestellt werden soll.

Sie reicht auch häufig aus, um ein Mittel in die Praxis einzuführen, wie das z. B. bei Schlaf- und bei Narkosemitteln der Fall ist.

Häufiger aber reicht sie dazu nicht aus. Denn die Arzneimittel sollen ja nicht bei gesunden, sondern bei kranken Menschen angewandt werden. Da sind aber die Wirkungen zum Teil andere als beim gesunden, viele Wirkungen fehlen überhaupt beim gesunden und werden erst beim kranken bemerkbar.

Beispiele hierfür: Kampfer und Digitalis sind bekannte wichtige Herzmittel, deren Wirkung aber bei nicht giftigen Dosen erst bemerkbar wird, wenn das Herz geschwächt ist. Die temperaturherabsetzende Wirkung mancher „Fiebermittel" fehlt beim Gesunden und macht sich erst bemerkbar bei abnormer Steigerung der Körpertemperatur. Pepsin und Salzsäure sind normale Bestandteile des Magensaftes. Führt man sie bei normaler Magentätigkeit in den Magen ein, so bleiben sie ohne Wirkung, während sie bei daniederliegender Magensaftproduktion sich außerordentlich heilsam erweisen durch Ersetzung des fehlenden Magensaftes[1]. Von den noch zu besprechenden Antitoxinen des Blutserums wissen wir überhaupt nur, daß sie ein bestimmtes krankmachendes Agens, das entsprechende Toxin, unwirksam machen. Irgendeine Wirkung derselben auf den normalen Organismus kennt man nicht.

Um die Heilwirkung eines Mittels zu erproben, sind daher meist Versuche an Kranken erforderlich. Aber selbstverständlich nicht ohne weiteres an kranken Menschen, sondern zunächst am kranken Tier, um die Schädlichkeitsgrenze und Wirksamkeit des Mittels festzustellen.

Da die selbständig auftretenden Tierkrankheiten aus verschiedenen Gründen nur ausnahmsweise hierzu verwertet werden können, so ist es zu dem Zweck erforderlich, bei Tieren künstlich bestimmte Krankheitszustände hervorzurufen und dann mit den geeigneten Mitteln zu behandeln.

Es leuchtet demnach ein, daß die experimentelle Pharmakotherapie, d. h. Arzneimittelbehandlung, sich aufbaut auf der experimentellen Pathologie. Nur wenn es gelingt, beim Tier die gleichen oder doch nahe verwandte Krankheiten zu erzeugen, wie sie beim Menschen vorkommen, wird man in der

---

[1]) Vergl. H. Leo: Die Salzsäuretherapie. A. Hirschwald. Berlin 1908.

Lage sein, die gewonnenen Heilresultate auf den kranken Menschen zu übertragen.

Das ist aber bis vor kurzem nur in beschränktem Maße möglich gewesen. Man war deshalb im wesentlichen darauf angewiesen, durch Schädigung der Funktion eines Organs oder durch dessen Exstirpation oder durch allgemeinere Schädigungen, z. B. Vergiftungen, Erzeugung von Fieber, von Entzündungen usw., krankhafte Zustände bei Tieren hervorzurufen, wie sie auch beim Menschen vorkommen. Auf diese Weise ist es denn auch gelungen, eine große Zahl chemischer Substanzen beim Tiere zu erproben und als wertvolle Arzneimittel für den Gebrauch beim kranken Menschen zu gewinnen.

Aber der Umstand, daß man das eigentliche ätiologische Moment der meisten Krankheiten nicht kannte, setzte der experimentellen Pathologie und damit der experimentellen Pharmakotherapie enge Grenzen.

Für das große Gebiet der Infektionskrankheiten trat hierin seit der Begründung einer neuen Ära bakteriologischer Forschung durch R. Koch vor ca. 40 Jahren insofern eine Änderung ein, als es nunmehr gelang, zahlreiche Krankheiten — darunter auch solche, die man früher nicht für ansteckend gehalten hatte, wie die Tuberkulose und die Lungenentzündung — durch Überimpfung der neu entdeckten Krankheitserreger auf Tiere künstlich hervorzurufen.

Man begann auch sehr bald im Anschluß hieran mit therapeutischen Versuchen, um die künstlich erzeugten Krankheiten wieder zu heilen und so womöglich Mittel für die menschliche Heilkunde zu gewinnen. Hierbei erstrebte man, durch die Einverleibung solcher Substanzen, die man außerhalb des Körpers als bakterientötende Desinfektionsmittel erkannt hatte, eine Abtötung der in den Körper gelangten krankmachenden Bakterien und damit eine „innere Desinfektion", wie man es bezeichnete.

Der Umstand, daß man bereits lange die erfolgreiche Bekämpfung der erwähnten Infektionskrankheiten (Malaria, Syphilis, Gelenkrheumatismus) durch antiseptisch wirkende Substanzen kannte, ließ derartige Bestrebungen besonders aussichtsvoll erscheinen. Sie führten zu einer förmlichen Überflutung der Fachliteratur und des Arzneimittelmarktes mit der Anpreisung von angeblicher Heilwirkung durch alle möglichen antibakteriellen Substanzen.

Und was ist von all diesem als faßbares, einer sachlichen Kritik gegenüber standhaltendes Resultat im Sinne einer wirklichen inneren Desinfektion übriggeblieben?

Man kann die Antwort auf diese Frage nicht anders als in absprechendem Sinne abgeben.

Die Folge hat aber glücklicherweise gezeigt, daß diejenigen Autoren in ihrem Pessimismus zu weit gingen, welche behaupteten, daß eine innere Desinfektion am lebenden Organismus überhaupt für alle Zeiten unmöglich sei.

Der Mißerfolg der früheren Versuche war nämlich vorwiegend dadurch bedingt, daß dabei fast ausschließlich sogenannte allgemeine Antiseptika angewandt wurden. Die Wirkung dieser starkwirkenden Mittel beruht auf einer Abtötung des Zellprotoplasmas und damit aller Zellen, also nicht nur der Bakterien, sondern auch der menschlichen und tierischen Körperzellen. Ja die letzteren sind sogar meist erheblich empfindlicher als die mit einer schützenden Hülle umgebenen Bakterien. Die starkwirkenden Desinfektionsmittel werden daher bald nach ihrem Eintritt in den Körper von den Körperzellen abgefangen, vergiften dieselben und gelangen überhaupt nicht an die pathogenen Bakterien oder höchstens in einer solchen Verdünnung, daß sie ihnen nichts mehr anhaben können.

Es gibt aber chemische Mittel, sogenannte spezifische Desinfizientien, die sich anders verhalten. Die allgemeine desinfizierende Wirkung dieser Mittel ist nur gering, sie wirken auch auf die Körperzellen weniger deletär ein, töten dagegen schon in starker Verdünnung bestimmte krankmachende Mikroben ab. Dabei kommt es sogar vor, daß diese abtötende Wirkung außerhalb des Körpers überhaupt fehlt und erst nach Eintritt in den Organismus, offenbar durch eine chemische Umwandlung erfolgt, wie das z. B. bei dem gleich zu erwähnenden Atoxyl gegenüber den Erregern der Schlafkrankheit der Fall ist.

Nach den von Paul Ehrlich aufgestellten Maximen können als Heilmittel nur solche Substanzen dienen, deren parasitotrope Wirkung, d. h. die Anziehungskraft zu den krankmachenden kleinen pflanzlichen oder tierischen Parasiten so stark ist, daß ihre organotrope Wirkung, d. h. die Anziehungskraft zu den Zellen lebenswichtiger Organe dagegen verschwindet oder so gering ist, daß sie mit in den Kauf genommen werden kann.

Es hat lange gedauert, bis es glückte, derartige Substanzen ausfindig zu machen, und der Weg, der zu ihnen führte, war reich an scheinbar unüberwindlichen Hindernissen. Ich kann ihn an dieser Stelle nur kurz andeuten.

Ich bemerke zunächst, daß die Infektionskrankheiten, bei denen ein voller Erfolg zuerst allein beschieden war, nicht durch Bakterien, sondern durch Protozoen, also kleinste tieische Lebewesen, hervorgerufen werden, und daß die dagegen wirksamen Heilmittel Verbindungen des Arsens sind.

Die therapeutische Anwendung von Arsenverbindungen ist alt und wurde bereits von den Schülern des Hippokrates empfohlen. Im 17. Jahrhundert fand sogar das zu den stärksten Giften gehörende Arsenik selbst Aufnahme in die Therapie und wurde eine Zeitlang als eine Art Allheilmittel betrachtet, was in einer Umwandlung des bekannten hippokratischen Spruches zum Ausdruck kam:

„Quod non sanat ferrum, sanat arsenicus, quod non sanat arsenicus, sanat ignis."

Trotzdem wir diesen Spruch heutzutage nicht mehr unterschreiben werden, so ist doch auch gegenwärtig noch das Arsenik ein bei vielen Krankheiten mit gutem Erfolg gebrauchtes Mittel.

Eine wirklich neue Epoche der Arsentherapie wurde aber erst im Jahre 1905 inauguriert durch den von englischen Forschern (Thomas und Breiel) erbrachten Nachweis, daß das Atoxyl, eine organische Arsenverbindung, im Tierexperiment deutlich abtötend wirkt auf die zu den Protozoen gehörigen Trypanosomen, die Erreger der in den Tropen furchtbar wütenden Schlafkrankheit.

Diese Abtötung der Trypanosomen bewährte sich auch beim Menschen und wurde in besonders großem Umfang und in zielbewußter Weise im Jahre 1906 durch R. Koch zur Bekämpfung der Schlafkrankheit in Afrika erprobt.

Die Verwandtschaft der Trypanosomen mit den Spirillen war dann ferner die Veranlassung, daß man das Atoxyl infolge einer Anregung von Uhlenhuth seit 1907 auch zur Bekämpfung der durch diese Parasiten hervorgerufenen Infektionskrankheiten, der Hühnerspirillose, des Rückfallfiebers und vor allem der Syphilis, heranzog.

Es zeigte sich aber bald, daß die therapeutische Verwendung des Atoxyls infolge seiner starken organotropen, speziell neurotropen Wirkungen fallen gelassen werden mußte.

Nun war es Ehrlich, der sich die Aufgabe stellte, eine Arsenverbindung ausfindig zu machen, welche die konstatierte parasitotrope Wirkung des Atoxyls und anderer Arsenderivate in womöglich erhöhtem Maße ohne resp. mit wesentlich geringerer organotroper Wirkung haben sollte.

Diese Aufgabe hat Ehrlich glänzend gelöst. Begabt mit einem förmlich instinktiv die richtige Fährte auffindenden Spürsinn, wie er nur wahrhaft genialen Entdeckernaturen eigen ist, hat er seine reichen chemischen und biologischen Kenntnisse in unermüdlicher Arbeit dazu verwandt, um auf Grund der gemachten Erfahrungen immer wieder und wieder hunderte neuer Arsenverbindungen von voraussichtlich wirksamer chemischer Struktur auszudenken und, wenn sie dargestellt waren, auf ihre Wirkung im Tierexperiment zu prüfen.

Es ist nicht möglich, daß ich hier auf die streng planmäßigen, den Versuchsergebnissen entnommenen Erwägungen und kühnen Hypothesen, die ihn bei seinem Vorgehen leiteten und die endlich zur Entdeckung des Salvarsans und seiner Heilwirkung bei der künstlich erzeugten Tiersyphilis führten, irgendwie eingehe.

Ehrlich hat durch den Nachweis, daß es gelingt, mittels einer einmaligen Dosis Salvarsan alle im Körper vorhandenen Spirochäten zu töten und damit die Syphilis zu heilen, dargetan, daß eine radikale innere Desinfektion nicht nur möglich ist, sondern daß sie unter Umständen mit einem Schlage erfolgen kann. Er nennt diese Art der inneren Desinfektion: Therapia magna sterilisans.

Wie bekannt, hat sich die Heilwirkung des Salvarsans auch beim Menschen in vollem Umfange bestätigt und hat nicht nur in den letzten Friedensjahren ihren Siegeslauf durch die ganze Welt gemacht, sondern auch im gegenwärtigen Kriege, wo leider nur zu viele Patienten ihrer Anwendung bedurften, überaus segensreich gewirkt.

Das Salvarsan hat sich aber auch bei anderen durch Spirillen hervorgerufenen Infektionskrankheiten, vor allem beim Rückfallfieber als sicheres Heilmittel glänzend bewährt. Und das ist wegen des ständigen Vorkommens von Rückfallfieber in Rußland auch für den gegenwärtigen Krieg von großer Bedeutung.

Auch in der Veterinärmedizin findet das Salvarsan vielfache Anwendung, besonders bei der Brustseuche der Pferde, welche seit Einführung der Salvarsanbehandlung nach Angabe zahlreicher Tierärzte ihre Gefahren verloren hat.

Was die innere Desinfektion bakterieller Infektionskrankheiten betrifft, so mehren sich von Tag zu Tag die Berichte der Fachgenossen über günstige Erfolge mit den von Morgenroth, einem Schüler Ehrlichs, seit mehreren Jahren in zielbewußter Weise dargestellten und im Tierexperiment erprobten Chininderivaten. Das gilt nicht nur für die Optochinbehandlung der Pneumonie, der gegenüber die absprechenden Stimmen immer mehr zu verstummen scheinen, sondern die vor einigen Tagen von Bier und Morgenroth[1]) gemachten Mitteilungen eröffnen auch vielversprechende Ausblicke auf

[1]) Berl. klin. Wochenschr. 23. Juli 1917. S. 717 u. 723.

eine erfolgreiche Bekämpfung von Wundinfektionskrankheiten, zu denen auch die Gasbrandinfektion gehört.

Sehr bedeutungsvoll sind ferner die vor einigen Monaten von dem Frankfurter Pharmakologen Ellinger[1]) veröffentlichten Mitteilungen über die ihm gelungene Heilung des Mäusetyphus durch Fettsäureester des Thymols. Damit ist zum erstenmal eine innere Desinfektion des Darmes gelungen, deren Möglichkeit bisher allgemein bezweifelt wurde. Und es ist damit der erste Schritt auf dem Wege getan, der möglicherweise zu einer spezifischen Pharmakotherapie der vom Darm ausgehenden Infektionskrankheiten des Menschen, also z. B. Typhus, Cholera und Ruhr, führen kann.

Im Anschluß hieran sei auch auf die Tierversuche von Boehncke[2]) und Leo[3]) hingewiesen, wonach dem Kampfer eine antibakterielle Wirkung auf die Pneumokokkeninfektion zukommt.

Ehrlich hat zur Bezeichnung der von ihm zum erstenmal mit Erfolg durchgeführten ätiotropen Heilung von Infektionskrankheiten durch die Einführung chemisch wirkender Substanzen das Wort „Chemotherapie" geprägt. Eine Notwendigkeit für eine derartige neue Nomenklatur lag und liegt eigentlich nicht vor. Denn die gebräuchliche Bezeichnung Pharmakotherapie besagt auch nichts anderes als die Behandlung von Krankheiten durch chemisch wirksame Stoffe.

Die Bezeichnung Chemotherapie hat sich aber immer mehr eingebürgert und soll nach Ehrlich den Gegensatz zu der bereits früher im Jahre 1890 inaugurierten Serumtherapie hervorheben. Bei dieser Heilmethode werden die im Blute ruhenden Schutzkräfte, die übrigens auch chemischer Natur

---

[1]) Münchn. med. Wochenschr. 1917. Nr. 17. S 561.

[2]) Berl. klin. Wochenschr. 1913. Nr. 18.

[3]) Deutsch. med. Wochenschr. 1913. Nr. 13 u. Münchn. med. Wochenschr. 1913. Nr. 43.

2*

sind, zur Abwehr resp. zur Unschädlichmachung von Krankheitserregern nutzbar gemacht.

Wir verdanken die Begründung der Serumtherapie dem vor einigen Monaten verstorbenen Emil v. Behring.

Behring hat stets, bis in die letzte Zeit hinein, mit besonderem Nachdruck und mit großer Anhänglichkeit darauf hingewiesen, daß er hier in Bonn, und zwar in dem damals unter der Leitung von Carl Binz stehenden pharmakologischen Institut, seine experimentellen Studien über die Heilbarkeit von bakteriellen Infektionskrankheiten begonnen hat.

Von hier aus erschien vor genau 30 Jahren im Jahre 1887 die erste diesbezügliche Veröffentlichung des damaligen Stabsarztes im Inf.-Reg. 28, der bald 6 weitere folgten. Nach seiner Übersiedelung nach Berlin setzte er diese Arbeiten in dem Kochschen Institut weiter fort und veröffentlichte im Dezember 1890 zwei Arbeiten[1]) (die eine zusammen mit Kitasato) „über das Zustandekommen der Diphtherie-Immunität und der Tetanus-Immunität bei Tieren".

Hier wurde zum erstenmal der Beweis dafür erbracht, daß beim Einführen eines von Bakterien gebildeten Giftes, eines Toxins, in das Blut lebender Tiere sich in der zellfreien Blutflüssigkeit, dem Blutserum, ein Gegengift, ein spezifisches Antitoxin, bildet, welches die Giftwirkung, aber nur die des eingeführten Bakteriengiftes, vollständig aufhebt. Durch Überführung dieses antitoxinhaltigen Blutserums in den Säftestrom eines anderen Tieres wird dieses völlig unempfänglich gegen eine sonst tödliche Dosis des gleichen Giftes, oder wird, wenn es vorher bereits vergiftet war und wenn die Serumeinspritzung nicht zu spät danach erfolgt, vor dem sonst sicheren Tode be-

[1]) Deutsche med. Wochenschr. 1890. Nr. 45 u. 50.

wahrt und geheilt. Man bezeichnet den so erzeugten Zustand als passive Immunität.

4 Jahre später schloß sich daran der von Richard Pfeiffer erbrachte, ebenfalls fundamental bedeutungsvolle Nachweis, daß bei der durch geeignete Injektion der Bakterien selbst erzeugten Immunität, der sogenannten aktiven Immunität, auch bakterienzerstörende, sogenannte bakterizide resp. bakteriolytische Stoffe im Serum gebildet werden.

Durch diese Ergebnisse wurden längst bekannte, bis dahin unerklärliche Tatsachen in ein helles Licht gesetzt, speziell der zyklische Verlauf mancher Infektionskrankheiten und die daran sich anschließende Immunität der einmal befallenen Individuen.

Der praktische Sinn Behrings erkannte aber sofort, daß seine Entdeckung nicht nur theoretisch höchst interessant sei, sondern daß durch sie zugleich die Aussicht eröffnet wurde, auch Menschen durch Überführung des antitoxinhaltigen Serums in das Blut gegen die entsprechende Infektionskrankheit zu immunisieren oder, wenn sie bereits erkrankt sind, von der Krankheit zu heilen. Das Fundament für die Serumtherapie war damit gelegt. Es bedurfte aber noch langer mühevoller Arbeit, die durch Paul Ehrlichs geistvolles Eingreifen wesentlich gefördert wurde, bis im Jahre 1894 die ersten Versuche mit dem aus immunisierten Pferden gewonnenen antitoxischen Heilserum zur Behandlung der Diphtherie beim Menschen gemacht wurden. Sie waren von großem Erfolg begleitet, und wenn auch skeptische Stimmen ihn noch lange anzweifelten und die im Anschluß an die Einführung der Serumtherapie konstatierte enorme Abnahme der Todesfälle an Diphtherie auf andere Weise zu erklären suchten, so ist die Heilwirkung des Diphtherieserums doch heute als sicher erwiesen zu bezeichnen. Auch in diesem Kriege bewährt sich die segensreiche Wirkung des Heilserums bei Bekämpfung der leider immer noch im Heer und in der Zivilbevölkerung weit verbreiteten Seuche.

Anders als bei der Diphtherie liegen die Verhältnisse beim Tetanus. Erstens tritt diese Krankheit, der Wundstarrkrampf, unter gewöhnlichen Verhältnissen meist nur vereinzelt auf, so daß das Interesse für seine Bekämpfung vor dem Kriege lange nicht so groß war, wie gegenüber der Diphtherie.

Außerdem zeigte sich, daß Tetanusserum bei bereits ausgebrochenem Wundstarrkrampf fast völlig versagt. Die Erklärung für dieses Verhalten wurde im Jahre 1903 durch den damals Marburger, jetzt Wiener Pharmakologen Hans H. Meyer gegeben. In einer Versuchsreihe, die man wegen ihrer scharfsinnig erdachten und absolut eindeutigen Anordnung und Auslegung als klassisch bezeichnen darf, lieferte er den sicheren Beweis, daß das Tetanustoxin — mag es nun als solches eingespritzt sein oder sich erst im Körper aus dort hineingelangten Tetanusbazillen gebildet haben — eine so große Anziehungskraft zur Nervensubstanz hat, also in so hohem Maße neurotrop ist, daß es außerordentlich schnell aus dem Blute verschwindet, indem es von den peripheren Nerven in Beschlag genommen und von dort aus nach dem Rückenmark und Gehirn weitergeleitet und daselbst fest verankert wird. Bei genügender Ansammlung des Giftes kommt es dann zum Ausbruch des Starrkrampfes.

Der Weg, den das Antitoxin macht, ist dagegen, wie H. Meyer nachwies, ein anderer. Es ist nicht neurotrop und wird infolgedessen nach seiner Einspritzung von der Nervensubstanz nicht aufgenommen. Es kann daher nur die Teile des Toxins abfangen und unschädlich machen, welche sich noch in der Blutbahn befinden, ist aber völlig wirkungslos gegenüber dem bereits in die Nervensubstanz übergegangenen Giftanteil.

Damit ist die therapeutische Rolle, welche dem Tetanusserum zukommt, fixiert. Eine Heilwirkung bei bereits ausgebrochenem Starrkrampf kommt ihm, wenn überhaupt, so nur in äußerst geringem Maße zu. Dagegen ist es ein ausgezeichnetes und sicheres Mittel zur Verhütung dieser schrecklichen Krankheit.

Die Erfahrungen, die in diesem Kriege gemacht worden sind, haben die Richtigkeit dieser Darlegungen in vollem Umfange erwiesen und haben die Verfügung des Feldsanitätschefs veranlaßt, daß j e d e m Verwundeten möglichst bald nach der Verwundung, also direkt hinter der Front, Tetanusserum prophylaktisch eingespritzt wird. Seitdem ist der Wundstarrkrampf, der leider in den ersten Kriegsmonaten sehr viele Opfer forderte, in unseren Heeren verschwunden.

Dies ist ein um so größerer Erfolg, als gerade in den von uns okkupierten Teilen Frankreichs der Wundstarrkrampf endemisch ist. Infolgedessen wurden, wie mir der bekannte französische Serologe C a l m e t t e in Lille mitteilte, zur Verhütung des Wundstarrkrampfes dort schon in Friedenszeiten häufig vor großen Operationen prophylaktische Impfungen mit Tetanusserum vorgenommen.

Es ist verständlich, daß man im Anschluß an die Entdeckungen von B e h r i n g und P f e i f f e r und an die Erfolge der Serumtherapie bei Diphtherie eifrig bemüht war, auch zur Bekämpfung anderer Infektionskrankheiten Heilsera zu gewinnen. Diese Bestrebungen haben bis zum heutigen Tage zahllose Autoren beschäftigt und mannigfache, auch praktisch bedeutsame Resultate zutage gefördert, die aber noch nicht als abgeschlossen zu betrachten und in mancher Beziehung noch strittig sind. Ich kann deshalb hier nicht auf sie eingehen.

Auch die auf aktiver Immunisierung beruhenden therapeutischen Verfahren, deren Prototype die Pasteurschen Milzbrand- und Hundswutschutzimpfungen sowie die Kochsche Tuberkulinbehandlung bilden und zu denen auch die oben erwähnten Schutzimpfungen gegen Typhus und Cholera gehören, muß ich unerörtert lassen.

Die bisher besprochenen Heilmittel haben ausgesprochen ätiotropen, kausalen Charakter, indem sie die Krankheitsursache selbst, also die pathogenen Mikroorganismen bekämpfen.

Am radikalsten geschieht das durch die besprochenen chemotherapeutischen oder die im Serum gebildeten Mittel, welche die Mikroben abtöten. Bei der auf Antitoxinwirkung beruhenden Serumbehandlung handelt es sich, wie einleuchtet, um ein weniger eingreifendes Verfahren. Hierbei werden die in den Körper eingedrungenen Parasiten nicht selbst getroffen, sie werden nicht einmal ihrer Waffen beraubt und dauernd unschädlich gemacht, wie es z. B. der Fall ist, wenn man einer giftigen Schlange die Giftzähne ausbricht. Denn die Bakterien produzieren ihr Gift weiter und können später durch Übergang von dem immunen Bazillenträger auf eine andere nicht immunisierte Person diese krank machen. Es handelt sich also nur darum, daß die Wirkung ihrer Waffe unschädlich gemacht wird, ebenso wie das durch den Biß einer Giftschlange in den Körper eingedrungene Gift durch das entsprechende Gegengift neutralisiert wird.

Noch erheblich weiter entfernt von der wirklich radikalen

ätiotropen Therapie sind die nicht spezifischen Mittel, welche nur die von den Parasiten im Körper direkt hervorgerufenen Schädigungen aufheben oder verhüten sollen.

Man spricht hier vielfach nur von „symptomatischer Therapie“. Das ist nicht ganz berechtigt, da man unter diesem Namen nur die Bekämpfung der mehr sekundären Krankheitserscheinungen — unabhängig von ihrer Entstehungsursache — zu verstehen hat. Wenn man aber z. B. die durch Cholera oder Ruhr oder eine andere Infektionskrankheit hervorgerufene Darmentzündung durch ein allgemein entzündungswidriges Mittel, wie es z. B. die löslichen Kalksalze sind, prophylaktisch oder kurativ bekämpft [1]), so darf man in gewissem Sinne auch von einer kausalen Therapie sprechen. Denn auch in dem herangezogenen Falle richtet sich der Kampf, wenn auch nur indirekt, gegen den Krankheitserreger, indem die Darmwandung durch das einverleibte Heilmittel in einen Zustand versetzt wird, der sie innerhalb gewisser Grenzen der krankmachenden Wirkung des pathogenen Agens entzieht, also dafür unempfänglich macht.

Übrigens darf auch die Bedeutung der vorwiegend oder ausschließlich symptomatisch wirkenden Mittel (Schlafmittel, schmerzlindernde, Fiebermittel usw.) nicht unterschätzt werden. Die Sache liegt ja überhaupt nicht so, daß etwa mit der neuen Ära der Bekämpfung der Infektionskrankheiten durch spezifische ätiotrope Mittel nun die bisher als nützlich befundenen Medikamente, mögen sie nun bloß symptomatisch wirken oder nicht, mit einmal als obsolet befunden und in die Rumpelkammer verwiesen werden müßten. Das gilt ebensowenig

[1]) Leo, Über die Bekämpfung von Darmentzündungen durch lösliche Kalksalze. Berl. klin. Woch. 1916. Nr. 23.

für die so wichtigen diätetischen, physikalischen und anderen erprobten Heilmethoden.

Sie werden alle auch weiter zur Unterstützung einer spezifischen Behandlung oder, wo eine solche nicht möglich ist, zur Beförderung des natürlichen Krankheitsverlaufes, zur Behebung funktioneller Störungen und zur Linderung der Beschwerden der Patienten segensreich wirken können.

Die großen Erfolge der prophylaktischen und kurativen Heilkunde im Kampfe mit den Infektionskrankheiten und ihre Bedeutung für die Sicherung und Kraftentfaltung unserer Heeresmacht zeigen an einem Beispiel, welch' mächtigen Einfluß die Ergebnisse wissenschaftlicher Forschung auf die Erhaltung der Gesellschaft und damit auf das ganze Gefüge des Staates ausüben können. Sie illustrieren in eigenartiger Weise die Wahrheit des alten Satzes: „Wissen ist Macht".

Es erfüllt uns mit besonderer Genugtuung, daß die geschilderten Fortschritte in der Seuchenbekämpfung vorwiegend deutscher Forschertätigkeit entstammen.

Lassen wir uns das ein gutes Omen dafür sein, daß es uns auch gelingen wird, gegen unsere bösartigen Feinde im Felde weiter siegreich zu kämpfen und vor allem in der Heimat standzuhalten. Denn standhalten m ü s s e n wir, damit die verbrecherischen und wahnwitzigen Pläne unserer Feinde nicht verwirklicht werden. Und standhalten k ö n n e n wir, wenn wie bisher alle Kräfte für das Heil des Ganzen eingesetzt werden.

In der unerschütterten Zuversicht und in dem festen Vertrauen darauf, daß wir weiter standhalten w e r d e n bis zum guten Ende, verdichten sich daher unsere heißen Wünsche für das Wohl unseres geliebten deutschen Vaterlandes.

A. Marcus & E. Webers Verlag (Dr. jur. Albert Ahn) **in Bonn**

Die Behandlung der Haut- und Geschlechtskrankheiten

(Sonderdruck aus der
„Therapie an den Bonner Universitätskliniken, 2. Auflage".)

Von

Prof. Dr. Erich Hoffmann
Direktor der Hautklinik in Bonn

Preis geheftet M. 3.60. gebunden M. 5.—

VORWORT.

Kaum auf einem Gebiete der Medizin sind im Laufe der letzten Jahre so viele wichtige Fortschritte, besonders in den Behandlungsmethoden, gemacht worden, als auf dem der Haut- und Geschlechtskrankheiten. Wie die Einführung der Licht- und Röntgenstrahlen die Therapie der Hautkrankheiten wesentlich gefördert und neue Möglichkeiten eröffnet hat, so ist durch die Entdeckung des Salvarsans die Behandlung der Syphilis völlig umgestaltet und die arbortive Heilung dieser chronischen Krankheit durch eine oder wenige kräftige kombinierte Kuren in vielen Fällen erreichbar gemacht worden. Es ist daher verständlich, wenn der praktische Arzt sich auf diesen Gebieten gegenwärtig nur schwer zurechtfindet und nach einem kurzen und doch alles wesentliche enthaltenden Wegweiser sucht, der Altbewährtes und Neuerrungenes in übersichtlicher und leichtverständlicher Weise zusammenfaßt. Aus diesem Grunde habe ich mich entschlossen, dem Wunsche einiger Fachgenossen zu folgen und diese ursprünglich nur für meine Hörer bestimmten Ausführungen in Form eines eigenen Büchleins erscheinen zu lassen. Möge es vielen Ärzten ein zuverlässiger Ratgeber werden und auch der Versuch, neben den üblichen fremdsprachlichen Krankheitsnamen kurze deutsche Benennungen einzuführen, freundliche Aufnahme finden.

Bonn, im September 1917. Erich Hoffmann.

A. Marcus & E. Webers Verlag (Dr. jur. Albert Ahn) in Bonn

Lehrbuch der Massage

Von Dr. med. A. MÜLLER in M.-Gladbach

Mit 341 zum Teil farbigen Abbildungen nach Originalzeichnungen des Verfassers

Preis geheftet M. 18.–, gebunden M. 19.60

> **Wie viele sind es denn unter den vielen Tausenden von Medizinern, die regelrecht massieren gelernt haben und aus eigener Erfahrung die glänzenden Wirkungen kennen, die diese Technik zeitigen kann?!**
> **(Geh. Med.-Rat Prof. Dr. Moritz-Köln in der Münchener medizinischen Wochenschrift vom 3. März 1914.)**

Deutsche Zeitschrift für Chirurgie, Bd. 135, Heft 2/3: Wer glaubt, daß wiederum einmal höchst überflüssigerweise ein Massagebuch auf den Büchermarkt geworfen wurde, der irrt sich. Schon beim flüchtigen Durchsehen fällt einem mancherlei auf, und das Interesse an dem Stoff wächst, je eingehender man sich mit dem Buche beschäftigt. Der Verfasser ist bestrebt, für die Massage eine wissenschaftliche Grundlage zu schaffen und sie so zu einer vollberechtigten medizinischen Kunst zu erheben, die nicht mehr den Stempel schematischer Technik trägt ... Dieser hübsche Bilderatlas bildet einen Hauptwert des Buches. Man kann das Werk mit gutem Gewissen für ein eingehendes Studium nur wärmstens empfehlen. Der Leser des allgemeinen Teiles wird für seine Mühe reichlich entschädigt. Er bekommt von der ganzen Massage eine bessere und erfreulichere Vorstellung, wenn er auch mit dem Verfasser nicht (oder noch nicht) in allen Punkten übereinstimmt.
Narath, Heidelberg.

Berliner klinische Wochenschrift 1914, Nr. 17: Verfasser spricht sich in ähnlicher Weise, wie dies schon Hoffa immer getan hat, dagegen aus, daß die Massage von Laien ausgeübt wird. Sie hat die Berechtigung einer vollkommen ausgebildeten medizinischen Spezialität und gehört als solche in die Hände des Arztes, und zwar des damit betrauten Spezialisten ... Das Buch ist die Frucht jahrelanger Arbeit und in seiner Klarheit und Übersichtlichkeit sehr zu empfehlen.

Allgemeine medizinische Zentralzeitung 1915, Nr 20: ... Für jeden Arzt, welcher häufig Gelegenheit hat, sich mit der Behandlung von Krankheiten, bei denen die Massage indiziert ist, zu beschäftigen, ist das sorgsame Studium dieses Jahrbuches dringend zu empfehlen.

Ärztliche Rundschau 1915, Nr. 16: ... Die Beweglichkeit versteifter Gelenke wird oft wesentlich von der richtigen Handhabung und Anwendung der Massage abhängen. Als Lehrbuch für diesen speziellen Zweig der Medizin ist das vorstehende Buch wie geschaffen ... Daß Verfasser sich nicht begnügte, nur theoretischen Stoff zu bringen, sondern diesen auch durch recht anschauliche Bilder zu illustrieren, soll hier noch besonders als lobenswert hervorgehoben werden ...

E. v. Behrings gesammelte Abhandlungen.
Neue Folge 1915. Preis geheftet M. 10.—, gebunden M. 12.—

Moralität und Sexualität. Sexualethische Streifzüge im Gebiete der neueren Philosophie und Ethik. Von Professor Dr. **Albert Eulenburg**, Geh. Med.-Rat in Berlin.
Preis geheftet M. 3.50, gebunden M. 4.50

Einfache medico-mechanische Apparate zur Selbstherstellung für Lazarette, Krankenhäuser und Landpraxis. Zweite, verbesserte Auflage. Von Stabsarzt d. Res. Dr. **A. Faßbender**, z. Z. Chefarzt des Reservelazaretts Remagen. Mit 56 Abbildungen im Text und auf einer Tafel. Preis M. 1.50

Festschrift zur Feier des zehnjährigen Bestehens der Akademie für praktische Medizin in Cöln.
Mit 14 Tafeln, 128 Abbildungen und 24 Kurven im Text.
Preis broschiert M. 20.—, gebunden M. 23.—

Sexualpathologie. Ein Lehrbuch für Ärzte und Studierende. Von Dr. **Magnus Hirschfeld** in Berlin. — I. TEIL: **Die geschlechtlichen Entwicklungsstörungen** unter besonderer Berücksichtigung der Onanie. Mit 14 Tafeln, einem Textbild und einer Kurve. Preis geheftet M. 8.40, gebunden M. 10.—

Kurzer Leitfaden der Psychiatrie. Für Studierende und Ärzte. Von Dr. **Ph. Jolly,** Assistent an der Psychiatrischen und Nervenklinik (Geh.-Rat Prof. Anton) in Halle a. d. S. Preis geh. M. 4.—, geb M. 5.60

Die sexuelle Untreue der Frau. Eine sozial-medizinische Studie. I. Teil. Von Universitätsprofessor Dr. **E. Heinrich Kisch,** k. k. Regierungsrat.
Preis geheftet M. 4.50, gebunden M. 5 50

Der Stoffwechsel bei exsudativer Diathese.
Von Priv.-Doz. Dr. **Albert Niemann,** Assistenten an der Universitäts-Kinderklinik (Prof. Czerny) in Berlin. Mit 5 Kurven im Text. Preis M. 2.80

Freundschaft und Sexualität. Von Dr. **Placzek,** Nervenarzt in Berlin. Dritte, stark vermehrte Auflage. Preis M. 2.—

Verhandlungen der anläßlich der Ausstellung für Kriegsfürsorge von der Akademie für praktische Medizin in Cöln am 22. August 1916 veranstalteten Ärztlichen Tagung. Herausgegeben v. d. geschäftsführenden Prof. Dr. **H. E. Hering,** Geh. Med.-Rat. Preis M. 3.—
Inhaltsverzeichnis:

I. Über die Beeinflussung des Diabetes mellitus durch den Krieg. Referat von k. k. Hofrat Professor Dr. von Noorden (Frankfurt a. M.).
II. Über die Beeinflussung der Magen-Darmkrankheiten durch den Krieg. Referat von Oberstabsarzt Geh. Med.-Rat Prof. Dr. Schmidt (Halle a. d. S.).
III. Epilepsie und Krieg. Referat von Geh. Med.-Rat Professor Dr. Sommer (Gießen).
IV. Die chirurgische Behandlung der Epilepsie. Referat von Generalarzt Geh. Med.-Rat Professor Dr. Tilmann (Cöln).
V. Über Bazillenträger. Referat von Reg.-Rat Prof. Dr. Küster (Cöln).

Druck: Otto Wigand'sche Buchdruckerei G. m. b. H., Leipzig.

www.ingramcontent.com/pod-product-compliance
Lightning Source LLC
LaVergne TN
LVHW091732021026
849161LV00003BB/584